DU

PRONOSTIC EN ALIÉNATION MENTALE

PAR

Le Dᵣ François RAOUL

DE LA FACULTÉ DE PARIS

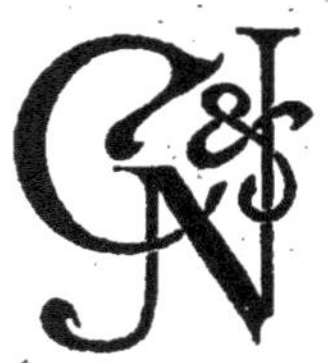

PARIS

Georges CARRÉ et C. NAUD, Éditeurs

3, RUE RACINE, 3

—

1899

DU

PRONOSTIC EN ALIÉNATION MENTALE

PAR

Le Dr François RAOUL

DE LA FACULTÉ DE PARIS

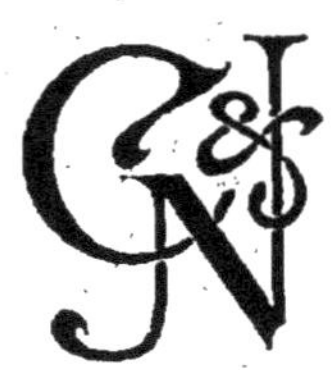

PARIS

GEORGES CARRÉ et C. NAUD, ÉDITEURS

3, RUE RACINE, 3

—

1899

A LA MÉMOIRE DE MES PARENTS

A MA MARRAINE

A MES AMIS

A MON PRÉSIDENT DE THÈSE

MONSIEUR LE PROFESSEUR DEBOVE

MÉDECIN DES HOPITAUX
MEMBRE DE L'ACADÉMIE DE MÉDECINE
OFFICIER DE LA LÉGION D'HONNEUR

INTRODUCTION

La connaissance profonde de la pathologie est seule capable de permettre au médecin de formuler un pronostic certain : *Medicus curandi rationem molietur, si ex presentibus affectionibus futura prænoverit* (Hippocrate).

Le pronostic devrait être constamment un sujet de préoccupation pour le médecin, car c'est là ce que la famille du malade lui demandera d'abord. Malheureusement en aliénation mentale il est à peu près impossible de formuler, dans l'état actuel de nos connaissances, des règles précises et immuables au sujet de la marche des affections morbides. La raison en est simple et découle de la phrase par laquelle nous débutions : la symptomatologie est encore trop mal connue, les entités morbides qu'on a cherché à isoler sont encore trop incertaines pour qu'on puisse affirmer que tel cas, rangé plus ou moins artificiellement dans tel groupe ou tel autre évoluera vers la guérison, sera suivi de récidives ou se terminera par la mort. On peut être habile en la matière, s'en tirer par des phrases à double entente, mais nous aimons mieux pour notre part nous ranger à l'avis de notre professeur de clinique des maladies mentales, M. Joffroy, qui dans les savantes leçons professées à l'asile clinique de Sainte-Anne cette année même, affirmait avec nombreuses preuves à l'appui la difficulté du pronostic dans bien des troubles mentaux, son impossibilité même dans la plupart des cas. C'est dans les leçons de ce savant maître que nous avons puisé l'idée première de ce travail, c'est dans son enseignement que nous avons trouvé les principaux matériaux qui nous ont servi à l'édifier.

Nous étudierons les différentes formes mentales au point de vue de leur pronostic seulement; pour ce faire nous adopterons une classification qui n'aura pas la prétention d'être inattaquable au point de vue nosologique, et qui n'aura d'autre but que de nous permettre de passer en revue les formes les plus connues et les plus admises. Nous dirons d'abord quelques mots de la paralysie générale qui bien qu'elle ait des bases anatomiques présente parfois des troubles évolutifs surprenants : que dire alors des affections dont le substratum anatomique est inconnu, dont la symptomatologie est encore indécise. Nous étudierons successivement la manie, la mélancolie, le délire des persécutions, le délire polymorphe, des dégénérés ; la confusion mentale primitive des dégénérés sera laissée de côté, nous n'en avons pas trouvé d'observations indiscutables; nous signalerons au contraire la confusion mentale symptomatique des infections et des intoxications et nous rangerons dans ce groupe les délires post-éclamptiques et post-épileptiques; nous terminerons en signalant l'existence de la démence précoce.

Nous essayerons ensuite de dégager de notre étude un certain nombre de symptômes qui tout en n'ayant pas une valeur absolue peuvent cependant, croyons-nous, servir de guide pour établir un pronostic approximatif.

Mais avant d'entrer plus à fond dans notre sujet payons à la reconnaissance un bien doux tribut : le témoignage de notre gratitude ira d'abord aux excellents maîtres de l'école de Rennes : nous n'oublierons pas la sollicitude toute particulière que voulut bien nous témoigner M. le Pr LAUTIER durant le temps que nous avons été son préparateur; MM. LHUISSIER, PERRIN DE LA TOUCHE, BERTHEUX et DAYOT ont droit à nos remerciements pour l'intérêt qu'ils ont bien voulu nous porter pendant nos premières années d'études.

Dans les hôpitaux de Paris où nous avons continué notre éducation médicale nous avons eu la bonne fortune d'être dans l'art des accouchements l'élève de M. le Pr PINARD, et son enseignement si universellement apprécié fut pour nous du plus grand profit.

Nous avons suivi aussi assidûment que possible à la Charité, à l'Hôtel-Dieu, à la Pitié, les leçons cliniques de M. les Prs POTAIN, TILLAUX, DIEULAFOY et BERGER; à l'école les cours si pleins d'intérêt de MM. HUTINEL, DEBOVE, THIBOLOIX, essayant de graver en notre mémoire l'enseignement si supérieur de pareils maîtres ; nous ne saurions leur en témoigner trop de gratitude.

Nous sommes particulièrement sensible au grand honneur que nous a fait M. le Pr DEBOVE en acceptant la présidence de notre thèse.

———

DU PRONOSTIC DANS LES AFFECTIONS MENTALES EN PARTICULIER

PARALYSIE GÉNÉRALE

De toutes les affections mentales, la mieux connue est certainement la paralysie générale complètement décrite par Bayle en 1822 ; cet auteur considérait l'hérédité comme sa cause principale : « près de la moitié des malades qu'il a observés avaient eu des parents plus ou moins rapprochés atteints de la même maladie, ou d'apoplexie, de manie, de démence, de mélancolie, de penchant au suicide, etc. ».

En 1857, Esmarck et Jessen affirment que la paralysie générale relève toujours de la syphilis, et Fournier, Ballet, Kraft-Ebing et d'autres adoptent cette théorie simpliste ; mais cette conception semble faire trop bon marché des faits mis en lumière par Bayle au sujet de l'hérédité, et laisse de côté des causes occasionnelles de haute valeur comme l'alcoolisme, le surmenage. M. le Pr Joffroy s'est attaché à montrer que là comme partout le problème est complexe, et que vouloir ramener tout à une cause unique c'est laisser nécessairement dans l'ombre une multitude de faits qui ont leur importance quant au pronostic ; ce maître éminent a récemment publié une belle observation où la dégénérescence seule a causé la paralysie générale ; l'excellente thèse de son élève Rogues de Fursac met bien en lumière l'existence de stigmates de dégénérescence presque aussi nombreux chez les paralytiques généraux que chez les aliénés en général.

Nous avons voulu montrer par ce rapide exposé combien la méningo-encéphalite chronique mérite d'être étudiée dans notre thèse.

Rien de plus simple peut-on penser que le pronostic de la paralysie générale qui dans les traités élémentaires a une marche si régulière et si fatalement progressive, avec une première période où les troubles mentaux dominés par l'affaiblissement intellectuel et traduits tantôt par l'excitation, tantôt par la dépression semblent caractéristiques ; avec une deuxième période de gâtisme, une troisième où la cachexie généralisée tue les malades alités. Une évolution moyenne de deux ans permet de prévoir non seulement la marche des symptômes mais encore la date de l'échéance ultime. Les choses ne sont pas si faciles pourtant dans la pratique et en admettant même qu'on ait écarté les pseudo-paralysies générales dont le pronostic est tout à fait spécial, il faut connaître l'existence de méningo-encéphalites circonscrites dont l'histoire est encore peu faite et qui peuvent donner lieu non seulement à des troubles mentaux qui en imposent facilement, mais encore à des symptômes physiques si voisins de ceux de la paralysie générale que l'erreur est presque fatale ; et pourtant combien différent est le pronostic ; nous avons vu une femme chez qui plusieurs aliénistes de carrière avaient affirmé l'existence de la maladie de Bayle, constatant un léger affaiblissement intellectuel, des troubles de la parole, de l'inégalité pupillaire, et qui avait simplement des accidents consécutifs à une trépanation de la région latérale gauche du crâne faite jadis chez cette femme devenue aphasique ; une amaurose complète de l'œil s'était développée, expliquant l'abolition des réflexes pupillaires de ce côté et l'inégalité des pupilles ; la disarthrie s'expliquait par la lésion ancienne des centres corticaux du langage, et l'évolution a montré une amélioration lente mais progressive.

Et sans compter même avec les erreurs de diagnostic ne doit-on pas toujours avoir présent à l'esprit le souvenir de rémissions possibles, qu'on ne saurait prévoir ; certaines peuvent faire croire à une guérison complète. Nous avons entendu narrer par un de nos maîtres l'histoire de ce médecin qui, après avoir fait une clientèle assez belle à Paris, fut obligé de l'abandonner à l'âge de 38 ans ; des dépenses exagérées qu'il fit alors le plongèrent dans la misère, et ses parents inquiets de la modification de son état mental le firent examiner ; il présentait tous les signes physiques et mentaux d'une paralysie générale au début, on l'interna dans un asile de province.

Après avoir présenté un délire mégalomaniaque pendant quelques mois, il recouvra son bon sens, reprit goût aux études de jadis, et sentant sa position perdue prépara à l'asile même l'examen de médecin sanitaire qu'il passa très brillamment après avoir obtenu sa sortie. On en arrivait à douter fortement du premier diagnostic ; il s'embarqua à bord d'un transatlantique, fit régulièrement son service pendant plus d'un an sans que rien pût faire soupçonner qu'il avait été aliéné ; ayant fait escale à Marseille l'an dernier, il est arrêté un jour se déshabillant sur la voie publique ; interné à l'asile de cette ville, puis transféré à l'asile de Ville-Évrard, il y a terminé rapidement l'évolution de cette paralysie générale anormale dont l'autopsie est venue confirmer le diagnostic.

Nous voulons enfin signaler l'existence de paralysies générales anormalement longues ; certains auteurs ont cité quelques cas dont la durée a dépassé 20 ans. L'observation suivante est intéressante à ce point de vue ; elle nous montre un malade qui au début semblait avoir une affection classique destinée à évoluer comme toutes les autres ; or, il est tombé dans la démence sans que les signes physiques s'accentuassent le moins du monde ; depuis plus de 10 ans il est dans le même état sans qu'il soit permis de supputer un terme même approximatif ; fait digne d'être noté, il est complètement analgésique et une opération chirurgicale a été subie par lui sans effacer sur ses lèvres le perpétuel sourire de béatitude qui y semble figé.

Observation I (Originale)

Communiquée par M. le Dr Debarisson

Roum... Eugène, 47 ans.

Le père de Roum..., cocher, avait des habitudes alcooliques bien en rapport avec sa profession. Sa mère, assez sobre d'après les renseignements pris, est morte des suites d'un accident.

Roum..., marié et sans enfants, fut employé dans une tannerie, et quoique, comme il le dit lui-même, il ne détestât pas boire un verre de temps à autre avec les amis, il ne semble pas qu'on puisse le taxer d'alcoolisme : il est impossible de découvrir chez lui ni traces ni accidents de syphilis.

Vers l'âge de 35 ans, Roüm... fut obligé d'interrompre son travail à cause de lacunes dans la mémoire portant spécialement sur les faits récents. Bientôt se développe chez lui un délire mégalomaniaque qui le porte à des dépenses outrepassant considérablement son modeste budget. Ce fut cette circonstance qui décida sa femme à le faire entrer à Sainte-Anne sur présentation d'un certificat du D' Watelet (27 août 1885) ainsi conçu :

« Est atteint de paralysie générale avec délire et hallucinations de la vue et de l'ouïe et cette situation fort grave nécessite son admission à Sainte-Anne ».

Très vite évolue son délire, et aux conceptions ambitieuses font place des idées tristes et un affaissement marqué. Le certificat du D' Dubuisson à Sainte-Anne constate : « affaiblissement considérable des facultés avec indifférence à l'égard de sa situation; quelques idées hypocondriaques, se croit empoisonné avec du vert-de-gris. — Embarras de la parole, inégalité pupillaire ».

Cependant douze ans se passent et en juin 1899 le malade est dans un état de démence qui dure depuis 5 ans : les symptômes somatiques ont cessé d'évoluer, mais les facultés intellectuelles sont à peu près complètement abolies.

Les pupilles sont légèrement inégales, la droite étant plus petite que la gauche, mais les réflexes à la lumière et à l'accommodation ne sont que diminués d'un côté comme de l'autre.

La mémoire est à peu près complètement abolie, c'est tout juste s'il se rappelle son nom et il n'est pas bien sûr. Il se trompe d'une dizaine d'années sur son âge; mais cela ne l'émeut pas autrement.

La parole est lente et tremblée; il commence une syllabe et semble l'achever à voix basse, accompagnant son élocution muette de hochements de tête d'approbation.

Il ne sait rien et ne répond aux questions que par des hochements de tête incompréhensibles. Il n'y a pas de tremblement des lèvres ni de la langue, et on ne peut dire qu'il soit réellement gâteux à condition toutefois qu'il soit surveillé de près à cet égard.

Un lipome volumineux dans la région scapulaire droite postérieure vient d'être enlevé avec succès sans que l'état général se soit aggravé par suite de l'opération.

Une seule particularité physique à noter : le pied gauche, d'une teinte violacée sur toute la région dorsale, est œdématié et semble vaguement douloureux : il est considérablement réduit dans ses dimensions antéro-postérieures et fortement équin.

M. le Pr Gilles de la Tourette a démontré dans sa huitième leçon clinique que ce pied-bot congénital sans impotence n'est pas, ainsi que le prétendent les chirurgiens, la résultante de déformations articulaires : c'est un trouble trophique qui prend sa source dans le système nerveux. Nous pouvons donc logiquement conclure avec MM. Troisier et Coyne que notre malade est venu au monde avec une lésion des cornes antérieures de la substance grise de la moelle semblable à celle qu'on observe dans l'atrophie musculaire infantile (1).

MANIE

« La manie dépourvue de toute complication et survenue chez un sujet jeune est de toutes les affections mentales celle qui présente le plus de chances de guérison, en tenant compte d'ailleurs des différentes causes qui influent d'une manière générale sur le pronostic de la folie ». Ainsi s'exprimait Marcé, et son opinion est encore partagée par la majorité des aliénistes. Est-ce à dire qu'il nous suffira de poser le diagnostic de manie pour pouvoir tranquilliser la famille et lui dire que dans

---

(1) GILLES DE LA TOURETTE. Clinique thérapeutique, 1898.

quelques semaines ou quelques mois nous lui rendrons guéri le malade qui n'aura conservé de son délire que le souvenir? Certes non: les différentes causes qui influent sur le pronostic de l'aliénation mentale — dont parle Marcé — sont encore bien mal connues et nous ne pouvons pas trouver de signes de valeur qui nous permettent d'affirmer d'une façon formelle que telle manie guérira certainement, que telle autre sera suivie de rechutes, que cette autre évoluera vers la démence.

Voici un cas de manie rémittente qui dure depuis 21 ans. Rien ne permettait de prévoir au premier accès qu'il y en aurait d'autres et il ne serait pas scientifique d'affirmer que ce sera le dernier ou de dire qu'après celui-ci il y en aura d'autres encore.

Observation II (Originale)

Dr Bouchèreau

Bl... est âgée de 53 ans. Son père est mort à l'hospice d'Ivry à un âge très avancé, n'ayant jamais fait de maladie grave; il était légèrement alcoolique. Sa mère a présenté au début de son mariage des crises nerveuses — vraisemblablement de nature hystérique; — elle jouissait en dehors de ce fait d'une santé satisfaisante, sauf de nouvelles crises convulsives pendant ses grossesses.

Cinq enfants sont nés de cette union; le premier, un garçon, est mort à 2 ans de gastro-entérite; le deuxième est une femme âgée de 55 ans, bien portante; le troisième est la malade; le quatrième est un homme âgé de 45 ans, serrurier, alcoolique; le cinquième fut une fille morte à 3 mois.

La malade s'est mariée à 16 ans; étant jeune fille, elle avait peu de dispositions pour les études; ses frères et sœurs n'étaient d'ailleurs pas mieux doués qu'elle à ce point de vue.

Bien portante jusqu'à son mariage, toujours réglée régulièrement, elle eut depuis à plusieurs reprises des accidents nerveux au moment de ses époques. Elle a eu 6 enfants, dont 2 sont morts en bas âge; l'aîné des 4 survivants est âgé de 33 ans, il souffre de gastralgies fréquentes; une deuxième fils âgé de 31 ans a présenté récemment une paralysie faciale limitée au facial inférieur et qui fut rapidement curable.

Une jeune fille de 28 ans vient ensuite, elle a une santé des plus délicate : successivement on a procédé sur elle à l'ovariotomie, puis à l'hystérectomie; en ce moment, des coliques hépatiques la font vivement souffrir. La plus jeune, une fille de 15 ans, est encore bien portante.

Le mari de la malade est mort paralytique général en 1890.

Jusqu'en 1878, la malade a joui d'une santé parfaite; à cette époque elle éprouve une violente contrariété et fait son premier accès qui débute brusquement. Elle est d'une violence extraordinaire, crie, gesticule, semble absolument incohérente; elle relève ses jupes, se roule à terre, injurie grossièrement tout son entourage; elle est en proie à une insomnie tenace. Fréquemment elle a cherché à frapper les personnes qui l'entourent; elle a des hallucinations de la vue, croit voir le Dr N. qui l'a soignée jadis; elle a également des hallucinations génitales et croit être en train de pratiquer le coït. L'accès, après avoir duré trois semaines, cesse brusquement du jour au lendemain et la malade recouvre son bon sens.

Depuis cette époque jusqu'en 1891, la malade est entrée 12 fois à l'asile Sainte-Anne, et chaque fois son délire a été calqué sur le précédent, avec ce fait spécial que les délires successifs sont précédés d'une période de plusieurs jours pendant lesquels elle est indifférente à ce qui se passe autour d'elle, ressentant une sorte de malaise qui lui permet de prévoir sa crise maniaque. La malade n'a pas quitté Sainte-Anne depuis 1891, elle a eu à des intervalles qui varient de 12 à 18 mois des accès pareils à ceux que nous venons de décrire.

Dans l'intervalle elle est tout à fait calme, raisonne fort bien, se souvient de son délire qu'elle déplore d'autant plus qu'il est l'opposé même du caractère de cette excellente femme très réservée, très bonne mère de famille qui veut rester internée de façon à ne point donner chez elle le spectacle des désordres de son agitation maniaque.

MÉLANCOLIE

La mélancolie a donné lieu à des travaux extrêmement nombreux, et cependant encore aujourd'hui il est difficile de faire le départ de ce qui lui revient exactement.

Certains états mélancoliques peuvent être strictement limités à une dépression mentale profonde avec inaptitude au travail, même aux occupations les plus simples ; ici il n'y a pas la moindre hallucination et à ne considérer les choses que superficiellement elles ont l'air relativement bénignes ; il est d'ailleurs assez fréquent de voir l'accès rétrocéder et la sortie des malades pouvoir être tentée ; mais il est à peu près impossible de poser de façon ferme le pronostic éloigné : la guérison définitive a été notée dans certains cas, dans d'autres, et nous en citons une observation bien typique, on voit la maladie récidiver avec récupération après chaque accès de l'intégrité de l'intelligence ; dans d'autres l'affaiblissement intellectuel est progressif et la démence s'installe au bout d'un certain temps.

Combien serait-il donc imprudent de vouloir affirmer le pronostic d'une maladie qui revêt dans son évolution des aspects si différents.

Observation III (Originale)

Dr Bouchereau

R... est âgée de 47 ans.

Sa mère est morte d'un cancer de l'estomac ; le père est encore vivant et jouit d'une santé satisfaisante, il a actuellement 79 ans.

De cette union, sont nés 5 enfants : 2 sont morts, une fille à 9 ans très anémique ; un fils à 34 ans, tuberculeux. Deux hommes (frères de la malade) sont vivants et bien portants ; ils n'ont jamais été malades ; il n'y a jamais eu d'aliénés dans la famille.

La malade elle-même est née à terme, s'est bien portée, sauf quelques convulsions légères consécutives à l'helminthiase. A 20 ans, elle se marie, devient enceinte à 23 ans et accouche à terme d'un enfant bien portant qui vit encore et a actuellement 25 ans ; pendant sa gestation paraît une hernie crurale.

A 41 ans seulement, apparaissent chez elle les premiers troubles mentaux ; elle souffrait depuis un an déjà des symptômes d'un fibrome utérin occasionnant des métrorragies abondantes ; au moment de son premier internement elle avait éprouvé des ennuis moraux et était très affectée par la mort de son frère.

Brusquement, elle est prise d'un tremblement généralisé précédé d'une angoisse légère ; elle est incapable de terminer l'occupation à laquelle elle se livrait ; ses idées deviennent confuses ; inapte désormais à se livrer à un travail quelconque, elle est profondément découragée, elle est inquiète de tout, des choses les plus légères, et n'a plus d'appétit ; elle n'a cependant jamais fait de tentative de suicide et c'est la peur même de se nuire qui l'a amenée à se faire interner ; elle n'a jamais présenté d'hallucinations.

Au bout de quelque mois, elle sort, ayant recouvré l'intégrité de ses facultés et fait opérer sa hernie par le Dr Lucas Championnière, les suites de l'opération ont été des plus simples et la malade n'a pas présenté le moindre délire.

Elle reste 3 ans 1/2 au-dehors, souffrant continuellement des

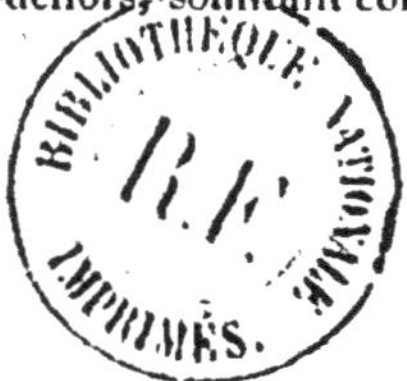

métrorragies déterminées par son fibrome, mais en pleine possession de son bon sens ; les pertes deviennent extrêmement graves
débilitant la malade et bientôt se déclare un deuxième accès de
dépression mélancolique identique au premier qui nécessite sa
rentrée à l'asile et cède à trois mois de traitement.

Elle entre alors à Saint-Louis pour se faire enlever son fibrome ;
il est enlevé par la voie vaginale par le Dr Nélaton, il ne se produit pas le moindre délire après son opération. La malade reste
deux ans sans délire, quand elle fait un nouvel accès de mélancolie
en apprenant que son fils devait partir pour 3 ans aux colonies.
Après un séjour de 3 mois à Saint-Anne, elle sort avec un état
mental satisfaisant.

Cette observation suggère un certain nombre de remarques qui montrent la difficulté du pronostic ; cet accès
mélancolique survenant chez une femme âgée de 41 ans,
débilitée par ses métrorragies abondantes et n'offrant à
la maladie qu'une résistance des plus médiocres, semblait
avoir être grave, pourtant la durée en fut courte. Mais,
chose plus curieuse encore et bien faite pour dérouter
les théories actuellement émises sur la folie post-opératoire, voilà une femme qui a déjà déliré et qui subit sans
avoir le moindre trouble mental consécutif deux opérations graves dont l'une portant sur l'utérus ; plus tard
cette même femme, sous l'influence de causes occasionnelles des plus bénignes fait d'autres accès de dépression
mélancolique identiques au premier.

On a signalé un certain nombre de signes qui assombriraient le pronostic de la mélancolie anxieuse : l'état
stationnaire du délire qui se reproduit pendant des mois
sans présenter la moindre modification. Mais comme
le fait bien justement remarquer M. le Pr Joffroy,

c'est là un moyen de faire le pronostic qui consiste à tenir le raisonnement suivant : « Je suis en présence d'un malade qui se trouve dans un état donné ; si cet état ne se modifie pas au bout d'un temps déterminé je dirai que le pronostic est grave » : cela peut sembler peu brillant et dans tous les cas consiste à n'affirmer que les faits qui se sont produits déjà, ce qui nécessite une perspicacité des plus relatives ; encore faut-il s'y tenir puisque c'est la seule façon de ne pas se tromper et de n'avoir pas de mécomptes.

Cependant on a vu (rarement il est vrai) des malades rester dans le même état pendant plus d'un an et guérir ; le D' Dagonet cite souvent un cas qu'il a observé lui-même et dont voici le résumé : Une femme fait un accès de mélancolie anxieuse qui dure plus d'un an, et au bout de ce temps devient sale, chiffonne ; puis, gâteuse, elle mange des ordures, marmotte perpétuellement des phrases inintelligibles, offre en un mot le tableau de la démence ; elle reste dans cet état pendant une *période de 6 ans* et cependant au bout de cette longue évolution on voit survenir une guérison qui semble définitive ; la malade a pu sortir de l'asile et n'est jamais entrée de nouveau.

Parfois les troubles *somatiques* sont extrêmement prononcés dans la mélancolie, nous ne les rappellerons pas : nous nous contenterons de citer l'observation suivante où une mélancolie avec stupeur qui semblait comporter un pronostic extrêmement grave a pourtant guéri.

OBSERVATION IV

(Recueillie avec le concours de M. Paul MEUNIER).

Bez... Constance, parfumeuse.

Cette malade a fait une rougeole grave à 3 ans. Depuis, sa santé fut satisfaisante ; réglée depuis l'âge de 16 ans d'une façon régulière. A 20 ans, elle entre dans une parfumerie, où assise toute la journée elle enveloppe des savons ; il y a 2 ans on voulut la marier, elle refusa sans fournir de motif.

Il y a 2 mois, elle fait une chute dans un escalier et sa tête rebondit plusieurs fois sur les marches ; l'accident n'a aucune suite immédiate, mais un mois après débute l'affection dont elle est actuellement atteinte. Elle souffre de céphalée frontale et se plaint de son nez : elle a de l'enchifrenement mais pas d'épistaxis.

Une fièvre assez intense, des tremblements et des soubresauts, un état adynamique presque total, mutisme, gâtisme, indifférence à ce qui passe autour d'elle, refus à peu près absolu de toute nourriture, déterminent son transport à l'hôpital du Perpétuel-Secours, à Levallois-Perret. A ce moment, on aurait fait le diagnostic de fièvre typhoïde, elle y séjourne un mois et entre à Sainte-Anne, le 17 décembre 1898, dans le service du Dr Bouchereau. Le certificat de quinzaine constate « qu'elle est atteinte de stupeur « avec idées mélancoliques, répond à peine quelques mots, trahit « des scrupules et des craintes, » et conclut à son maintien.

A ce moment en effet son état est grave, la stupeur est telle que hormis son adresse et son âge on ne peut rien tirer d'elle ; elle se contente de répéter à voix basse et presque indistinctement les premiers mots des questions qu'on lui pose. Il n'y a ni trismus, ni raideur de la nuque, mais les muscles des membres en état de rigidité affectent un tremblement à faible amplitude ; les bras surtout sont le siège de phénomènes cataleptiques, les ré-

flexes tendineux sont exagérés d'une façon générale. La sensibilité tactile est conservée et les fosses iliaques sont légèrement dou-
loureuses à la pression, il n'y a pas de diarrhée.

L'auscultation pulmonaire donne peu de résultats, la respira-
tion étant très superficielle, les bruits du cœur sont très arythmi-
ques.

Les convulsions et la raideur persistent sans prédominance
de l'un ou l'autre côté du corps.

Le 21, la malade commence à s'alimenter un peu mieux, elle
consent à prendre un peu de lait et de bouillon mais se plaint
du ventre et conserve l'attitude cataleptique de ses bras. L'amélioration fait des progrès lentement. Le 24, la malade atteinte de rétention d'urine soupçonne que quelqu'un doit être caché sous le
siège du fauteuil et l'empêche d'uriner.

Cependant l'arythmie continue à être très considérable, bien
qu'il n'y ait pas de souffles anormaux. L'analyse des urines accuse une quantité notable d'urates et de phosphates mais il n'y
a pas d'albumine.

A dater du 1ᵉʳ février, le cœur est tout à fait normal, la sensibilité tactile parfaite, et la malade commence à parler et com-
prend les questions qu'on lui pose.

L'émotivité est considérable et se traduit par de la rougeur et
de la pâleur, voire des larmes.

Le 3 mars 1899 une escarre profonde troue le talon gauche
mais n'empêche en rien l'amélioration persistante de son état
mental.

Cependant des crises de larmes apparaissent à la suite d'in-
jures que lui profèrent des invisibles. Elle entend parfois qu'on
lui bourdonne dans les oreilles sans pouvoir distinguer les
mots.

Dans le mois d'avril elle continue à s'améliorer, travaille et
s'occupe ; maintenant elle a retrouvé ses facultés rationnelles, un
seul accroc se manifeste un jour : elle refuse de manger prétendant
qu'elle n'a pas payé ses aliments. Mais ce scrupule déplacé s'éva-
pore et la mentalité reste satisfaisante.

Parallèlement, le poids du corps fait des progrès : elle pesait 59 kilogrammes avant d'être malade.

Elle pèse 48 kilogrammes le 22 mai.

      51   — .   le 5 juin.

      52   —   le 19 juin.

Les troubles vasculaires et moteurs sont les seuls qui subsistent à l'heure actuelle. Elle a la larme facile, mais mange de bon appétit et dort bien.

Cependant la langue est animée d'un tremblement fibrillaire assez rapide, l'orbiculaire des yeux présente des secousses myocloniques assez fréquentes, plus spécialement du côté gauche. De même les deux bras tremblent et les jambes sont sujettes à des faiblesses passagères.

Il y a quelques jours, des troubles vaso-moteurs ont rendu sa main gauche complètement anesthésique et paralytique pendant l'espace d'un quart d'heure. En même temps la couleur devient jaune, puis livide avec hypothermie locale marquée. Cet accident a disparu sans laisser de traces ; les troubles vaso-moteurs quoique diminuant d'intensité persistent toujours chez elle à un degré léger.

Dans cette observation curieuse le diagnostic de fièvre typhoïde avait d'abord été porté, puis on songea à de la méningite cérébro-spinale ; à l'asile on affirma la mélancolie avec stupeur ; la malade n'a conservé des premières phases de son affection qu'un souvenir excessivement vague. Chez elle un certain nombre de signes considérés comme graves et devant assombrir ou tout au moins faire réserver le pronostic ont été constatés : nous citerons notamment la rigidité musculaire, la tendance à la production d'escarres, et cependant la guérison est survenue. Que dire de cette guérison ? Sera-t-elle définitive ? C'est possible avec toutefois cette restriction capitale que le délire antérieur crée une prédisposition à délirer de nouveau.

FORME MIXTE. — FOLIE A DOUBLE FORME

On peut voir associées chez le même malade et existant à des périodes séparées la manie et la mélancolie ; cependant les cas typiques sont rares où l'on voit un accès de manie guérir chez un individu qui restera normal quelque temps, puis fera un accès de dépression mélancolique suivi lui-même d'une période de calme et cela indéfiniment : chose remarquable, a dit Falret, ces deux variétés de la manie et de la mélancolie qui, prises isolément sont plus curables que les autres, présentent la gravité la plus grande lorsqu'elles se réunissent pour former la folie circulaire. Jusqu'ici on n'a observé, à notre connaissance, que des rémissions plus ou moins marquées dans le cours de cette affection, jamais ni guérison complète, ni même amélioration durable.

A côté de ces cas typiques il en existe d'autres où l'on voit des périodes d'excitation maniaque entrecouper de temps à autre des états mélancoliques, nous en donnons un exemple bien net dans l'observation V ; le pronostic de ces cas semble indubitablement grave et l'on voit souvent la démence survenir au bout d'un temps plus ou moins prolongé que la perspicacité du praticien ne peut toujours fixer même d'une façon approximative.

Observation V (Originale)

Prise dans le service du Dr Bourneville

La malade, N..., est âgée de 26 ans, fille unique de père et mère vigoureux, point nerveux ; il n'existerait aucune trace d'aliénation mentale dans la famille.

Née à terme, élevée au sein de sa mère, a marché à 13 mois, parlé à 2 ans. Elle a eu pendant son enfance successivement la rougeole, une variole légère et la scarlatine, mais sans qu'il paraisse en être résulté de complications. Elle a une instruction normale, est même assez bien douée pour la musique.

Réglée à 13 ans et toujours régulièrement depuis ; elle n'est ni hystérique ni épileptique, c'est tout au plus si on peut la dire « nerveuse ». Elle est un peu irritable, se met facilement en colère.

Il y a sept ans, elle a eu une peur violente en voyant sa mère grièvement brûlée dans un incendie. Son caractère se modifie brusquement et elle tombe dans une profonde dépression mélancolique avec craintes imaginaires, entrecoupée de périodes d'excitation ; d'abord soignée chez elle, son état fut bientôt considéré comme incompatible avec son séjour en liberté, on la plaça à Villejuif. Son état s'améliorant, au bout de 6 mois, ses parents la font rentrer à la maison non guérie.

Elle se montre bientôt extrêmement violente, frappant sa mère, ne prenant aucun soin d'elle-même, très sale, refusant de se lever. Elle refusait parfois toute espèce d'aliments pendant deux jours, puis se mettait à manger gloutonnement, dévorant tout ce qui lui tombait sous la main. Très agitée, elle crie une partie de la nuit et jette par la fenêtre ce qui lui tombe sous la main.

On l'interne à Sainte-Anne le 2 février 1896. Depuis son admission, l'état mental est resté stationnaire ; en temps ordinaire, elle est profondément indifférente à ce qui se passe autour d'elle, ne cause jamais spontanément, mais répond cependant de façon relativement sensée aux questions qu'on lui pose ; sa parole est lente avec une intonation traînante. Elle est gâteuse par intervalle, ne s'habille jamais seule ; parfois sans que rien puisse le faire prévoir, elle est prise d'une violente agitation, brise les assiettes, lance les chaises dans le réfectoire, déchire ses vêtements ; cette excitation dure un ou deux jours pour faire place à l'apathie profonde voisine de la démence, qui est son état habituel.

DÉLIRE DES PERSÉCUTIONS

Avec M. le Pr Joffroy nous réunirons dans une même description les différentes variétés de délire des persécutions. Ce maître a bien montré que le degré de prédisposition des malades intervient pour changer la marche et l'évolution du délire mais qu'on ne saurait pour cela fractionner une entité morbide sous prétexte que certains malades sont très peu dégénérés alors que d'autres le sont beaucoup. Le délire chronique de M. Magnan ne fait pas exception à la règle : il évolue très lentement parce qu'il tombe sur un terrain peu préparé, sur un cerveau qui offre de la résistance et ne se laisse vaincre que peu à peu ; la systématisation du délire sera d'autant moins stable qu'elle aura eu plus de peine à s'établir. Comme le fait souvent remarquer M. le Pr Joffroy, le terrain sur lequel évoluera l'affection fournira en général les éléments du pronostic : la maladie sera d'autant plus grave qu'il aura fallu pour la déterminer une cause occasionnelle moindre et que le sujet sera plus dégénéré ; il ne faudrait cependant pas faire de cette règle un guide absolu pour le pronostic et nous allons citer une observation où, sans antécédents héréditaires, le délire commençant par des idées de grandeur a évolué assez rapidement vers la démence.

OBSERVATION VI (Originale)
Recueillie dans le service du Dr Bouchereau

Br... Marie, 32 ans,

Père mort âgé, mère morte d'apoplexie en 1893, pas d'aliénés dans la famille.

Br..., avait toujours été d'une excellente santé et, mariée depuis 7 ans, mère de trois enfants, nourrissait elle-même le troisième lorsqu'en semptembre 1893 éclate inopinément le délire pour lequel elle est actuellement internée. Selon le récit du mari, c'est l'annonce brusque de la mort de sa mère qui détermine l'apparition du délire. Elle reste au lit en proie à une insomnie continuelle et devient d'un caractère extrêmement violent, se plaignant du mauvais vouloir de certaines personnes de son entourage.

L'excitation maniaque dont elle est atteinte la rend insupportable aux siens et on est obligé de la placer à Charenton.

Son état ne s'améliore aucunement, les hallucinations de la sensibilité générale se reproduisent de plus en plus, mais un travail de systématisation rationnelle se produit qu'elle dissimule avec soin.

En avril 1894, sa situation commande son transfert à Sainte-Anne où elle doit séjourner jusqu'en 1899. Un certificat de M. Briand daté de mai 1896 est ainsi conçu :

« Dégénérescence mentale avec hallucinations, troubles de la sensibilité générale et prédominance d'idées de persécution : on l'accuse de vol et on la frappe pour l'obliger à marcher dans du pétrole, on veut l'empoisonner. »

Ces idées de persécution subsistent pendant 2 années, la malade se plaint continuellement qu'on veut l'empoisonner, qu'on lui envoie de mauvaises odeurs, qu'on la tracasse de mille manières, sans du reste qu'elle puisse expliquer pourquoi s'acharne sur elle la mauvaise volonté d'un tas de gens qui n'ont rien de commun entre eux.

De février 1895 date une lettre écrite par Br... à son frère, qui relate les conditions du début de son délire. Il est intéressant de constater avec quelle ruse est dissimulée la conception mégalomaniaque qui ne doit se donner carrière que par la suite :

« Figure-toi que je me préparais à allaiter ma fille lorsque se passa ce qui suit ; on sonne, mon mari va ouvrir et me dit : « Le « président Carnot te fait demander à l'Élysée pour une cérémo« nie; son cocher est là qui nous attend ». Fort étonnée, je dis que si Carnot avait quelque chose à me communiquer, mon mari pouvait fort bien me remplacer, que j'étais obligée de soigner mes bébés, que je ne voyais d'ailleurs pas en quoi il avait besoin de moi ».

Inutile de dire que c'étaient simplement là des hallucinations.

Cependant le délire évolue, et il faut à ce point de vue considérer chez elle comme chez tous les aliénés deux choses distinctes, à savoir les paroles proférées d'une part, et d'autre part, les écrits et les gestes de la malade qui sont en quelque sorte plus hermétiques et plus intimes. Or, à partir de 1896, il y a scission entre ces deux ordres de manifestations.

Les idées de persécution ont disparu (dans les paroles); la malade, verbe haut et allure arrogante, s'est ornée la boutonnière de décorations de laine multicolore qui la sacrent « grand chef des chemins de fer de terre et de mer ». Elle ne parle plus que de ses compagnies, de son combustible et de ses organisations. Elle condamnera les médecins impertinents et les gardiens dès que ses gens arriveront.

Cependant elle écrit chaque jour pour elle-même ses impressions, et du journal diffus et redondant qu'elle intitule pompeusement « Cahier de justice », on peut citer quelques passages qui prouvent que si les idées mégalomaniaques ont repris la prééminence, les idées de persécution ne sont pas totalement abolies:

« *26 octobre 1896*. — Je vous envoie ci-joint le pain que vous me forcez à manger à Sainte-Anne, afin de l'analyser, expertiser, dresser procès-verbaux et juger immédiatement ; faire réponse aux porteurs ».

Puis ce sont encore les extraits suivants :

« *Dimanche 15 novembre 1896*. — Je me suis levée tristement, douloureusement par suite des persécutions, brûlures qui m'ont été faites extérieurement, intérieurement, et par conséquent abattue, sans force,... puisque je suis toujours, jours et nuits, avec des barbares, empoisonneuses, tortureuses, avorteuses, monomaniennes et reprises de justice,... »

Une certaine incohérence se développe du reste aussi bien dans ses écrits que dans ses paroles, et en 1899 les paroles elles-mêmes trahissent les idées de persécution, mais lamentablement altérées par la faiblesse intellectuelle qui fait des progrès de jour en jour. Il est évident que la malade évolue vers la démence, sans abdiquer cependant sa qualité de persécutée.

Vers la fin de 1897 et le commencement de 1898, des tentatives violentes nullement dissimulées prouvent que ses idées de persécution ne sont pas absolument anodines ; elle confectionna une corde et tenta d'étrangler le D^r Am..., innocent interne du service.

Mais la démence qui perce en ces malhabiles tentatives fait des progrès assez rapides et en juin 1899 on doit transférer en un asile de province cette loque humaine, bien portante d'ailleurs, mais d'où les facultés intellectuelles se sont définitivement retirées.

DÉLIRE POLYMORPHE DES DÉGÉNÉRÉS

Il est incontestable que le plus grand nombre des aliénés trouve les éléments du délire dans un état spécial du système nerveux transmis héréditairement et qu'on nomme la dégénérescence ; un des caractères des bouffées délirantes chez les dégénérés est d'être polymorphes, c'est-à-dire que l'on trouve existant chez le même individu des idées de persécution avec hallucinations multiples, des conceptions mélancoliques parfois des idées mégalomaniaques, le tout évoluant avec une étrange mobilité. Ces délires sont généralement considérés comme bénins et guérissent spontanément le plus souvent, avec cette restriction que l'individu reste dégénéré et comme tel apte à délirer de nouveau.

De plus chez les mêmes dégénérés on note parfois une tendance à la systématisation du délire, systématisation qui reste généralement limitée, sans tendance à l'évolution progressive, mais à marche souvent chronique et parfois terminée par la démence.

Comment dès lors, dans des évolutions si complexes et si variables, affirmer quand même un pronostic que bien souvent les événements viendront contredire ?

DÉMENCE PRÉCOCE

On a décrit sous le nom d'hébéphrénie une démence qui est particulière aux jeunes gens, démence que l'on a cherché à isoler en tant qu'entité morbide, en ce sens qu'elle est pour ainsi dire primitive, succédant très rapidement à des accidents mentaux sans grande importance. Christian, dans une série d'articles parus dans les annales médico-psychologiques, a attribué au surmenage intellectuel une valeur très grande ; M. le Pr Joffroy a consacré plusieurs leçons à l'étude de la démence précoce ; il conclut que si l'évolution est ici bien spéciale, cela est probablement dû à l'âge des malades chez lesquels le cerveau arrêté dans son évolution par le surmenage intellectuel ou toute autre raison a plus de tendances qu'à un autre moment de la vie à produire rapidement la démence; on peut donc dire que c'est plutôt une démence à évolution spéciale qu'une maladie spéciale; et bien souvent, dans la première période tout au moins, le pronostic comme le diagnostic d'ailleurs sont loin d'être faciles. Nous citons un cas de cette psychose de l'adolescence survenue subitement chez une jeune fille de 13 ans, débutant par des crises de mélancolie entrecoupée d'accès terribles d'excitation et aboutissant rapidement à la stupeur. Hâtons-nous d'ajouter cependant que toutes les psychoses de l'adolescence n'évoluent pas fatalement, comme dans notre cas, vers la démence.

Observation VII (Originale)

S... est atteinte de démence précoce, elle a actuellement 27 ans. Elle est née de parents sains encore vivants et bien portants.

De cette union sont nés 5 enfants qui tous, sauf la malade, se sont bien développés physiquement et intellectuellement.

L'enfant, elle-même, est née à terme, est élevée au sein, passe sans incident les premières années de sa vie ; elle est peut-être un peu en retard mais cependant arrive à obtenir son certificat d'études à 12 ans. Est-ce à l'effort dépensé pour l'obtention de ce diplôme qu'il faut attribuer l'affaiblissement en masse de toutes ses facultés, toujours est-il que depuis l'âge de 13 ans, elle cesse d'avoir une initiative quelconque, elle ne prend aucune part à l'existence, parle toute seule un langage incompréhensible ; elle a

parfois des périodes d'excitation pendant lesquelles elle crie, vcci-
fère, provoque son entourage et les autres malades, depuis son internement à Charenton (1893). Elle entre en 1896 à Sainte-Anne,
avec les symptômes sus-énoncés ; mais bientôt elle tombe dans
la stupeur, offre le tableau d'une personne figée, pas un muscle
de son corps ne bouge, elle reste des journées entières assise,
inerte, sans proférer une parole, le regard vague dirigé à terre ;
elle ne mange que parce que les infirmières l'y forcent et lui
mettent les aliments dans la bouche. Elle est complètement gâteuse. Elle présente à des degrés variables selon les jours mais
toujours de façon appréciable un symptôme décrit par *Kahlbaum*
sous le nom de catatonie, c'est-à-dire que si l'on place un membre
dans une situation quelconque, elle n'a aucune tendance spon-
tanée à le changer, la position fût-elle même fatigante ; elle
garde parfois un bras dans l'extension pendant plusieurs minutes.

FOLIES TOXIQUES ET INFECTIEUSES

Au cours de toutes les pyrexies graves on peut
observer du délire ; plusieurs éléments entrent en jeu
dans la production de ce symptôme : la déperdition des
forces, l'hyperthermie, l'intoxication du système nerveux
par les toxines solubles. La plupart des manifestations
mentales liées à des phénomènes auto-toxiques ou infectieux ont des caractères communs ; ils peuvent être étudiés
et peuvent être rangés sous le nom de confusion mentale
hallucinatoire à évolution aiguë. Le pronostic du délire
lui-même est généralement bénin et les troubles mentaux
subsistent rarement après la guérison de l'affection cau-
sale ; mais ce pronostic d'une si faible gravité est bien
souvent en contradiction avec ce qui se passe, et l'on
voit au summun *d'acuité* de la crise mentale la mort sur-

venir brusquement par suite d'une complication viscérale
pas toujours prévue.

Le délire post-puerpéral est le type du délire toxi-
infectieux, c'est lui qui, surtout en Allemagne, a servi à
sa description. Il doit être soigneusement distingué des
délires de dégénérescence qui sont seulement provoqués
par la grossesse, l'accouchement, la lactation.

Ces derniers ont un pronostic de gravité variable
selon les cas, dépendent de l'étude des folies dégéné-
ratives et n'ont dans leur évolution rien de nettement
déterminé; il n'en va pas de même du délire post-puerpéral qui ne dure généralement qu'autant que l'auto-
intoxication qui lui a donné naissance, et est d'ordinaire
intimement lié à l'éclampsie.

A côté de ce délire vient naturellement se ranger le
délire post-épileptique: Dide, se basant sur les points
communs à ces deux affections, a essayé non sans raison,
semble-t-il, d'assimiler le délire post-épileptique au délire post-puerpéral; l'évolution des délires épileptiques
est généralement courte, ne dépassant pas 3 semaines
et présentant en général peu de gravité: il faut cependant connaître les cas où la mort peut être l'aboutissant,
et d'autres où la démence survient après quelques phases
délirantes; l'affaiblissement intellectuel est la règle, avec
pourtant des exceptions.

Parmi les folies toxiques nous dirons un mot de la
plus fréquente, la folie alcoolique: chacun connaît
l'ivresse délirante qui ne dure qu'autant que persiste
l'intoxication aiguë.

Mais l'alcool ingéré d'une façon continue produit

peu à peu une modification de l'être cérébro-spinal, chez lequel on voit survenir des troubles moteurs, sensitifs et psychiques. Ces derniers se montrent avec deux degrés différents d'intensité. Dans un premier degré, c'est un état de malaise vague, d'inquiétude, d'appréhension dont le buveur ne peut se débarrasser, que rien ne peut vaincre. Il lui semble constamment qu'un malheur inconnu le menace, et c'est cet inconnu qui l'épouvante. Il se possède encore, mais le *moi* sent son pouvoir de contrôle lui échapper.

A cet état succède rapidement un délire hallucinatoire pénible qui met le comble à la frayeur de l'alcoolisé, le terrorise et lui ravit la possession de lui-même.

L'alcool crée donc de toutes pièces le délire toxique, sans préjudice du coup de fouet qu'il peut donner à une disposition morbide léguée par les ascendants qui sommeillait et qu'il réveille. Dans certains cas le délire alcoolique peut durer plusieurs jours en gardant ses caractères généraux de violence, d'agitation avec hallucinations multiples, surtout de la vue.

Ce délire alcoolique avec hyperthermie énorme reçoit le nom de *delirium tremens,* et le pronostic en est des plus sombres s'il faut en croire Hanot; cet auteur affirmait en effet que bien souvent la deuxième attaque est mortelle.

Ici encore, en laissant de côté la difficulté que l'on peut avoir à établir le diagnostic entre le délire alcoolique et les autres délires, diagnostic qui ne repose souvent que sur une hyperthermie plus ou moins marquée, nous voyons combien prudent et réservé doit être le pronostic.

FRANÇOIS RAOUL.   3

RÉSUMÉ ET CONCLUSIONS

Après avoir étudié le pronostic dans les différentes formes mentales, nous allons chercher à dégager quelques principes généraux qui nous empêcheront de nous perdre dans les dédales de cette étude si complexe.

M. le Pr Joffroy donne la règle suivante basée sur une longue expérimentation : dans un cas donné il faut toujours tenir compte de deux facteurs qui selon qu'ils ont respectivement plus ou moins d'importance influeront sur le pronostic : d'abord la prédisposition (héréditaire ou acquise), ensuite la cause occasionnelle.

Si, dans la production d'un état mental quelconque, la prédisposition héréditaire est considérable, la psychose a pu se développer à la suite d'une cause occasionnelle extrêmement légère et on aura quelque lieu de prévoir une évolution grave quant aux facultés intellectuelles.

Si au contraire la prédisposition héréditaire est très peu de chose, la cause occasionnelle devra être très importante et l'aliénation mentale évoluant sur un terrain non préparé aura plus de chances d'être bénigne, le cerveau de l'individu non taré ayant offert moins de prise et plus de résistance.

Si cette règle était absolue, rien ne serait plus simple, malheureusement il n'en est pas toujours ainsi et certains cas que l'on croyait devoir être bénins passent à la chronicité — exceptionnellement il est vrai; mais quand le pronostic immédiat pourrait être posé il n'en reste pas moins un point noir dans l'avenir; comme l'enseigne M. le Pr Joffroy, tel malade aura un accès de délire de dégénérescence et n'en aura plus jamais d'autres, le suivant obtiendra sa guérison après deux ou trois accès, un autre en aura toute sa vie sans que ses facultés intellectuelles soient modifiées dans l'intervalle; un autre enfin évoluera vers la démence sans qu'il soit possible de dégager de l'observation de ces malades les raisons qui ont modifié le pronostic.

Il existe un certain nombre de signes qui permettent — surtout chez les mélancoliques — de prévoir la fin de l'accès actuel; les fonctions digestives redeviennent normales, l'appétit revient, l'haleine cesse d'être fétide, et, fait qui n'avait point échappé à Morel et sur lequel il insiste, les malades prennent de l'embonpoint.

Les signes qui assombrissent le pronostic sont également dignes d'être connus. Le gâtisme a une valeur considérable et Manheïmer dans sa thèse inspirée par M. le Pr Joffroy s'exprime ainsi:

« Dans les états d'inconscience le gâtisme par ses modalités différentes donnera pour ainsi dire *la mesure de l'insensibilité cérébrale* (rétention dans les cas faibles, incontinence absolue dans les cas graves) et sa disparition annoncera le retour prochain vers l'état normal. »

Dans les vésanies le gâtisme a une grande valeur,

« Si dans les états à grand fracas il ne présente qu'un épisode sans importance et à pronostic bénin, dans les formes chroniques, quand il traduit le manque de dégoût, la perversion des sentiments les plus élémentaires, quelque épisodique qu'il soit alors, il annonce l'incurabilité, souligne la ruine psychique ».

Ce sont là paroles très justes auxquelles nous n'ajouterons rien.

A côté du gâtisme, les signes physiques des lésions matérielles des centres nerveux comme dans la paralysie générale, les tumeurs, les ramollissements cérébraux rendent bien entendu le pronostic sombre et des plus graves.

D'autres signes peuvent faire prévoir la mort dans les états d'agitation extrême: c'est d'abord l'hyperthermie excessive; Morel attribuait également une valeur assez grande à la tendance qu'ont les malades à s'accrocher au médecin et à s'agripper à tout ce qui les entoure ou les approche.

Nous avons déjà signalé la catatonie qui, si elle survient chez les mélancoliques, peut permettre de prévoir presque sûrement la démence.

A côté des signes physiques la tendance à la systématisation d'un délire quelqu'il soit est presque toujours un indice certain de chronicité.

Ces quelques données générales sont bien peu de choses et n'apportent à la question si ardue du pronostic qu'un tribut des plus modestes, mais le moyen d'être en la matière plus affirmatif et plus précis quand nos maîtres et principalement M. le Pr Joffroy nous appren-

nent qu'il faut scrupuleusement s'en tenir à la plus sage
réserve, considérant que le pronostic ne peut dans bien
des cas être établi sur des bases certaines chez les
aliénés!

INDEX BIBLIOGRAPHIQUE

BAILLARGER. — Recherches sur les maladies mentales, 2 vol. Masson, 1890.

BALL. — Leçons sur les maladies mentales, 1 vol., 2ᵉ édit. Paris, 1890.

BALLET (Gilbert). — Leçons sur les psychoses et les affections nerveuses, 1898. Article psychose du traité de médecine.

BAYLE. — Traité des maladies du cerveau et de ses membranes. Paris, 1826.

BERVAN LEWIS. — A rext book of Mental des cases. London, 1889.

CALMEIL. — De la folie, 2 vol. Paris, 1845.

COLOLIAU. — Les alcooliques persécutés. *Thèse*, Paris, 1898.

COTARD. — Études sur les maladies cérébrales et mentales. Paris, 1891.

CULLÈNE. — Traité pratique des maladies mentales. Paris, 1890.

DARIN. — Rapports de l'alcoolisme et de la folie. *Thèse*, Paris, 1895.

DEBASIAUDE. — Traité de l'épilepsie. Paris, 1834.

DIDE. — De la folie post-puerpérale et post-éclamptique. *Tribune médicale*, 1898.

DROUET. — De la convalescence dans les maladies mentales. *Thèse*, Paris, 1867.

ESQUIROL. — Des maladies mentales, 2ᵉ vol. Paris, 1838.

J.-P. FALRET. — Leçons cliniques de médecine mentale. Paris, 1 vol., 1864.

J. FALRET. — Études cliniques sur les maladies mentales et nerveuses, 1 vol. Paris, 1890.

Foville fils. — Du delirium tremens de la dipsomanie et de l'alcoolisme. *Arch. générales de médecine*, octobre 1867.

Georget. — Sur la folie. Paris, 1826.

— De la folie. Paris, 1820.

Gilles de la Tourette. — Leçons de clinique thérapeutique sur les maladies du système nerveux, octobre 1898.

Guillemin. — Sur la valeur des signes de la guérison chez les aliénés. *Thèse*, Paris, 1883.

Guislain. — Traité sur l'aliénation mentale.

Klein. — Du délire des grandeurs. *Thèse*, Paris, 1888.

Klippel. — Maladies mentales, in *Manuel de médecine*.

Krafft. — Ebing. Lehrbuch der Psychiatrie; funfte auflage. Stuttgart, 1893.

Laségue. — Études médicales, t. I et II, 1884 (Paris).

Legrand du Saulle. — Le délire des persécutions. Paris, 1871.

Legry. — Rapport de l'hystérie et de la dégénérescence. *Thèse*, Paris, 1899.

Lemaitre. — Des états cataleptiques dans les maladies mentales. *Thèse*, Paris, 1895.

Leuret. — Traitement moral de la folie. Paris, 1840.

Luys. — Traité des maladies mentales.

Magnan. — Leçons cliniques sur les maladies mentales.

Magnan et Legrain. — Des dégénérés, in bibl. Charcot, Debove.

Magnan et Sérieux. — Le délire chronique. Encycl. Léauté.

Manheimer. — Le gâtisme dans les états psycho-pathiques. *Thèse*, Paris, 1897.

Marc. — De la folie, 1840.

Marcé. — Traité de la folie des femmes enceintes. Paris, 1858.

Mariani. — Contribution à l'étude de l'hérédité chez les paralytiques généraux, 1899.

Morel. — Traité des maladies mentales. Paris, 1860.

Pinel. — Traité médico-philosophique sur l'aliénation mentale. Paris, 1809.

Régis. — Manuel des maladies mentales. Paris, 1891.

Ritti. — Folie à double forme.

Roques de Fursac. — Les stigmates physiques de la dégénérescence chez les paralytiques généraux. *Thèse*, Paris, 1899.

Séglas. — Délire des négations. Encycl. Léauté.

Troisier et Coyne. — Pied-bot varus congénital double. *Archives de physiologie*, 1871, IV, p. 655.

Vallon. — Pseudo-paralysies générales saturnines et alcooliques.

Wahl. — Étude de la descendance des paralytiques généraux. *Thèse*, Paris, 1899.

CHARTRES. — IMPRIMERIE DURAND, RUE FULBERT.

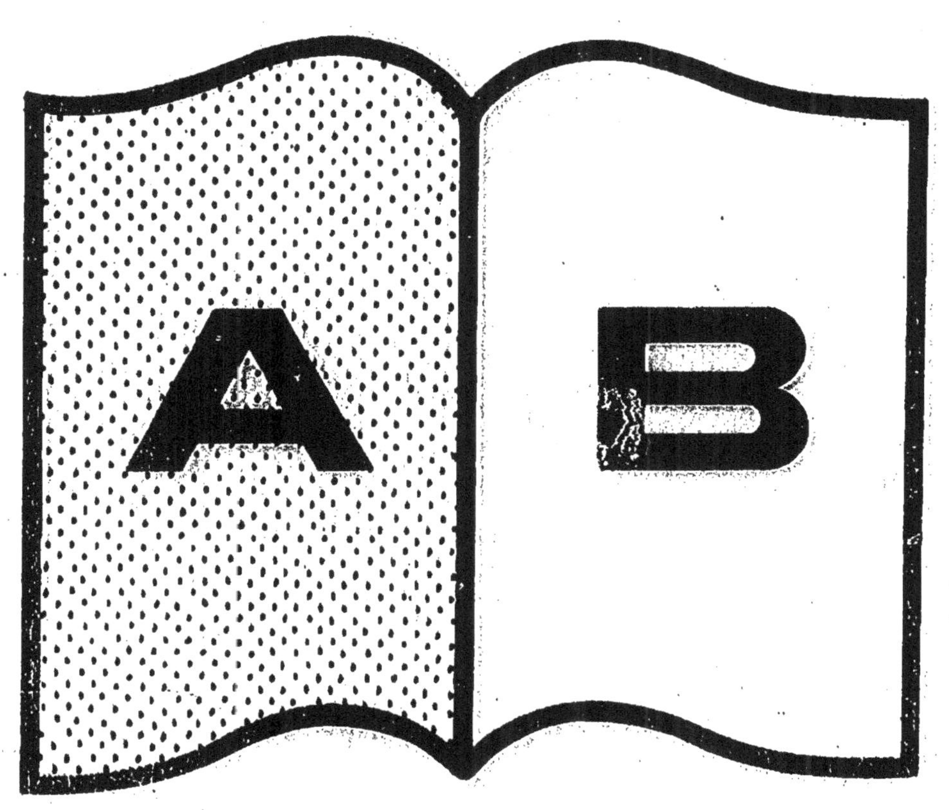

Contraste insuffisant

NF Z 43-120-14